# FRULLATI
# BRUCIAGRASSI

## 100 FRULLATI DELIZIOSI E RINFRESCANTI

CELSO TOSCANI

# Tutti i diritti riservati.

## Disclaimer

Le informazioni contenute in questo eBook intendono servire come una raccolta completa di strategie su cui l'autore di questo eBook ha svolto ricerche. Riassunti, strategie, suggerimenti e trucchi sono solo raccomandazioni dell'autore e la lettura di questo eBook non garantisce che i propri risultati rispecchino esattamente i risultati dell'autore. L'autore dell'eBook ha compiuto ogni ragionevole sforzo per fornire informazioni aggiornate e accurate ai lettori dell'eBook. L'autore e i suoi associati non saranno ritenuti responsabili per eventuali errori o omissioni non intenzionali che potrebbero essere trovati. Il materiale contenuto nell'eBook può includere informazioni di terzi. I materiali di terze parti comprendono opinioni espresse dai loro proprietari. In quanto tale, l'autore dell'eBook non si assume alcuna responsabilità per materiale o opinioni di terzi.

L'eBook è copyright © 2022 con tutti i diritti riservati. È illegale ridistribuire, copiare o creare lavori derivati da questo eBook in tutto o in parte. Nessuna parte di questo rapporto può essere riprodotta o ritrasmessa in alcun modo riprodotta o ritrasmessa in qualsiasi forma senza l'autorizzazione scritta espressa e firmata dall'autore.

# SOMMARIO

# INTRODUZIONE

Un frullato è una bevanda versatile adatta alle famiglie e puoi praticamente aggiungere qualsiasi frutto nutriente, semi e verdure a foglia.

I frullati salutari stanno diventando sempre più popolari come una tendenza del benessere, grazie ai loro numerosi benefici per la salute.

Preparare frullati sani è divertente, poiché puoi provare diverse erbe e dolcificanti, diverse guarnizioni o anche scegliere di avere il tuo frullato sottile o extra denso. Ci sono tre classi di frullati di frutti di bosco.

# 1. Frullato Di Bacche Di Cocco Verde

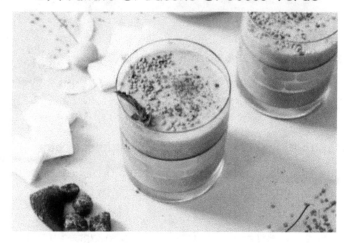

# FARE: 2 PORZIONI

## Ingredienti:

- 2 tazze (72 g) di bietola svizzera, strappata
- $\frac{1}{2}$ tazza (83 g) di pezzi di ananas, a fette
- 1 tazza (144 g) di mirtilli
- 1 tazza (152 g) di melone melata, tritato
- 1 cucchiaio di olio di cocco extravergine
- Acqua purificata

## Indicazioni:

a) Aggiungere tutti gli ingredienti tranne l'acqua purificatatazza alta.Aggiungere acqua a piacere assicurandosi che non passi ilLinea Max.

b) Lavorare fino a che liscio.

# 2. Frullato misto di bacche di Goji

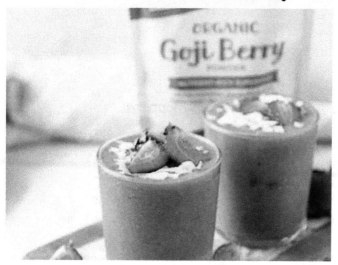

FARE: 2 PORZIONI

## Ingredienti:

- 2 tazze (110 g) di lattuga romana, tritata

- 1 Banana matura, affettata

- $\frac{1}{4}$ tazza (30 g) di bacche di Goji

- 1 tazza (144 g) di frutti di bosco misti

- Radice di zenzero da 1 pollice (2,5 cm).

- Acqua purificata

## Indicazioni:

a) Aggiungere tutti gli ingredienti tranne l'acqua purificatatazza alta.Aggiungere acqua a piacere assicurandosi che non passi ilLinea Max.

b) Lavorare fino a che liscio.

### 3. Mela Mango

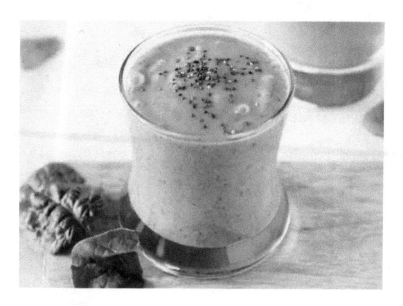

**Ingredienti:**

- 3 manciate di spinaci

- 2 tazze d'acqua

- 1 mela, senza torsolo, tagliata a quarti

- $1\frac{1}{2}$ tazza di mango

- 2 tazze di fragole congelate

- 1 bustina di stevia

- 2 cucchiai di semi di lino macinati

- FACOLTATIVO: 1 misurino di proteine in polvere

**Indicazioni:**

a) Mettere gli spinaci e l'acqua nel frullatore e frullare fino a ottenere un composto simile a un succo verde. Arrestare il frullatore e aggiungere gli altri ingredienti al frullatore.

b) Frullare fino a ottenere una crema.

## 4. Fragole e crema

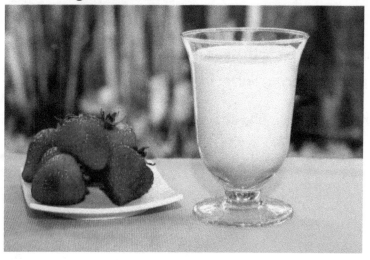

Serve: 1

Ingredienti:

- 1/4 tazza di avena vecchio stile

- 3 cucchiai di noci macadamia crude tritate (preferibilmente messe a bagno per 1 o 2 ore)

- 1 tazza di fragole biologiche congelate

- 4 datteri snocciolati

- 1/4 cucchiaino di puro estratto di vaniglia

- 1 tazza di acqua ghiacciata

- Da 3 a 4 cubetti di ghiaccio

Indicazioni:

a) Mettere tutti gli ingredienti tranne il ghiaccio in un frullatore e frullare fino a ottenere un composto liscio e cremoso. Aggiungere il ghiaccio e lavorare di nuovo. Bere freddo.

## 5. Zenzero e Mirtillo Selvatico

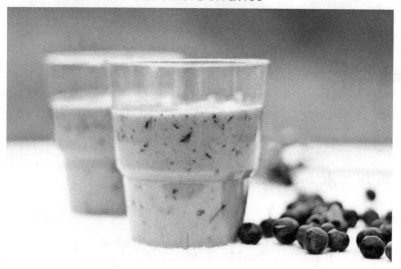

Servi: 2

## Ingredienti:

- 1 tazza di mirtilli selvatici congelati (o mirtilli congelati coltivati normali)

- 1/4 tazza di anacardi crudi

- 1 banana, tagliata a pezzetti

- 1 cucchiaio di succo di limone fresco

- 1/2 cucchiaino di puro estratto di vaniglia

- 1 cucchiaio di zenzero fresco grattugiato

- Da 5 a 6 date snocciolate

- 1 tazza di acqua fredda

- Da 5 a 6 cubetti di ghiaccio

## Indicazioni:

a) Mettere tutti gli ingredienti tranne il ghiaccio in un frullatore e frullare fino a ottenere un composto liscio e cremoso.

b) Aggiungere il ghiaccio e lavorare di nuovo. Bere freddo.

## 6. Ciotola Goji e Fragole Chia

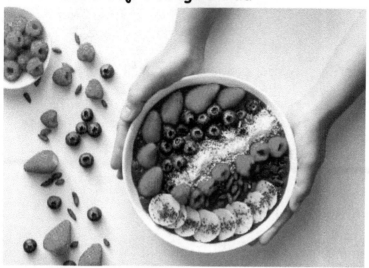

Rendimento: 1

## ingredienti

- 1 cucchiaio di bacche di goji
- 1T Fragole
- Bastoncino di cannella da 1 pollice
- 2-4T semi di chia
- 1 cucchiaio di olio di cocco
- 16 once latte di cocco
- Yogurt al latte di anacardi 2T
- 1/3 di semi di canapa
- 2-3 grandi foglie di cavolo nero
- 1c di bacche congelate
- $\frac{1}{2}$ banana congelata

## Indicazioni

a) Metti le bacche di goji, la cannella e i semi di chia nel frullatore e aggiungi abbastanza acqua di cocco per coprire bene. Lasciate in ammollo per circa 10 minuti.

b) Aggiungere l'acqua di cocco rimanente e il resto degli ingredienti nel frullatore e frullare con l'impostazione appropriata per i frullati, aggiungendo liquido extra (acqua di cocco, acqua o latte di noci) per ottenere la consistenza desiderata.

# 7. Kiwi Guaiava scoppio

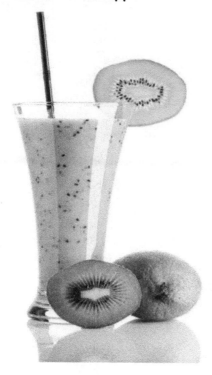

## Ingredienti:

- 1 kiwi
- 1 Guaiava
- Latte di cocco
- Chicchi Di Mais Freschi
- Cubetti di ghiaccio

## Indicazioni

a) Tagliate a pezzetti il kiwi e la guava.

b) Macinare i chicchi di mais con acqua di cocco e aggiungere i pezzi di frutta tritati. Servire con cubetti di ghiaccio.

## 8. Spinaci a sorpresa

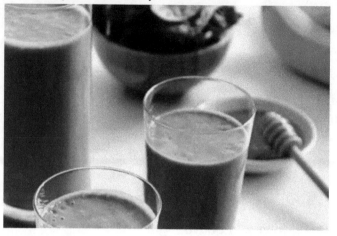

## Ingredienti:

- fette di pane
- Foglie di spinaci
- Yogurt
- Sciroppo Di Limone

## Indicazioni

a) Frullare le foglie di spinaci nello yogurt. Aggiungere le fette di pane e frullare ancora per ottenere una consistenza densa.

b) Aggiungere lo sciroppo di limone a piacere e servire a temperatura ambiente.

# 9. Litchi con uova e miele

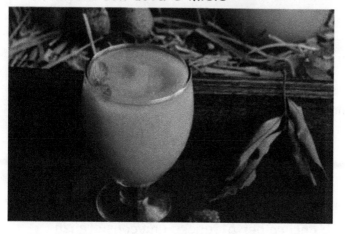

# Ingredienti:

- Albumi
- Latte
- 7-8 litchi
- 2 cetrioli
- Tesoro

## Indicazioni

a) Amalgamare bene l'albume con il latte e il miele. Sbucciate e tagliate a pezzetti i litchi e teneteli da parte. Frullare i cetrioli con la miscela di latte. Aggiungi i pezzi di litchi in modo che galleggino nel frullato.

b) Questo darà sapore e sapore come nessun altro.

## 10. Mandorla e Banana

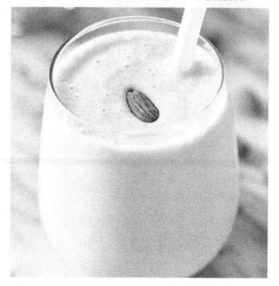

## Ingredienti:

- 1 banana media
- Pezzi di ananas a cubetti
- Foglie di menta fresca
- Mandorle Tostate
- Cubetti di ghiaccio

## Indicazioni

a)  Tagliate le mandorle a pezzetti sottili e tenete da parte. Frullare la banana, l'ananas e le foglie di menta insieme ai cubetti di ghiaccio per ottenere un composto simile a una granita.

b)  Guarnire con le fettine di mandorle appena prima di servire.

## 11.     Lattuga con Yogurt e Arancia

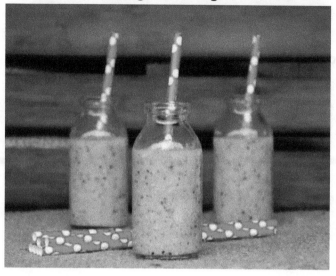

## Ingredienti:

- Foglie di lattuga biologica
- Yogurt Fresco Denso
- Polpa d'Arancia
- Ghiaccio

## Indicazioni

a) Frullare lo yogurt con la polpa d'arancia per dare una consistenza polposa e liscia. Lessate a metà la lattuga e aggiungete le foglie tritate al composto di yogurt.

b) Frullare accuratamente. Infine, aggiungete del ghiaccio tritato a questo composto e servite freddo.

## 12. Blast di pere e banane

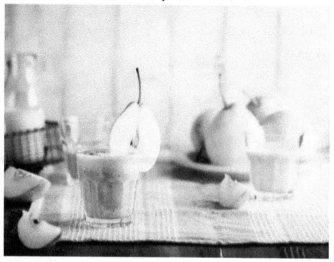

## Ingredienti:

- 1 Pera Biologica
- Gambi di coriandolo
- Latte
- 1 banana matura
- zucchero

## Indicazioni

a) Tagliate la pera a pezzetti più piccoli e tenetela da parte. Schiacciare i gambi di coriandolo nel latte. Aggiungere la banana matura al latte e frullare bene. Aggiungere lo zucchero a piacere e aggiungere i pezzi di pera tritati al frullato.

b) Come opzione, puoi aggiungere foglie di menta nel frullato per esaltarne il gusto e il sapore.

## 13.    Frullato di Spirulina

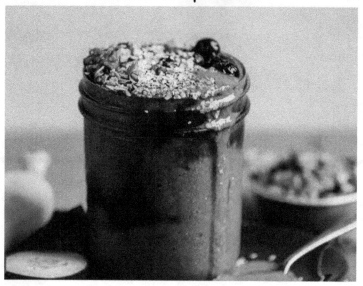

## Ingredienti:

- 1 cucchiaino di Spirulina
- Manopola di Zenzero da 2-3 centimetri
- Foglie di spinaci
- Yogurt alla frutta
- Acqua calda

## Indicazioni

a)  Frullare la spirulina con le foglie di spinaci per ottenere una pasta densa. Diluire la pasta con lo yogurt alla frutta a seconda del gusto e della consistenza preferita.

b)  Lessare lo zenzero in acqua calda ed estrarne il sapore. Aggiungere l'estratto di zenzero al composto di spinaci e spirulina.

c)  Scaldare il composto finché non diventa tiepido e bere il frullato a quella temperatura, preferibilmente prima dei pasti.

# 14.    Frullato di fichi e noci

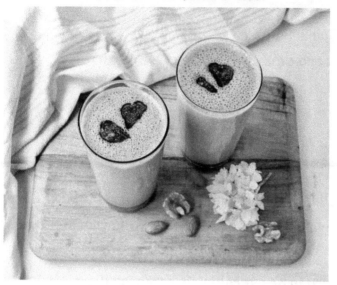

**Ingredienti:**

- 1-2 fichi freschi
- 3 fragole
- Sale
- Noci
- Foglie di coriandolo
- Cubetti di ghiaccio
- Latte

**Indicazioni**

a) Aggiungere al latte il latte, le fragole, i fichi e le foglie di coriandolo e frullare fino a ottenere un composto liscio e omogeneo.

b) Rompere le noci a pezzetti e schiacciarle con la necessaria quantità di sale.

c) Aggiungere la granella di noci appena prima di servire. Servire freddo.

## 15.    Smoothie pistacchi e banana

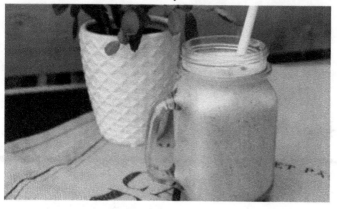

## Ingredienti:

- pistacchi
- Acqua calda
- 1 mela
- 1 banana
- 3 cetrioli

## Indicazioni

a) Aggiungere i pezzi di mela tritati in acqua tiepida e schiacciare la banana fino a ottenere una pasta. Grattugiare i cetrioli e aggiungerli alla pasta di banana.

b) Mescolare bene la pasta e aggiungerla all'acqua tiepida contenente i pezzi di mela. Non mischiare. Tagliate in due i pistacchi e aggiungeteli alla polpa di mela. Ora mescolate solo la pasta di banana e la polpa di mela.

c) Usa l'acqua tiepida per uniformare la consistenza. Servire caldo.

## 16. Frullato di soia

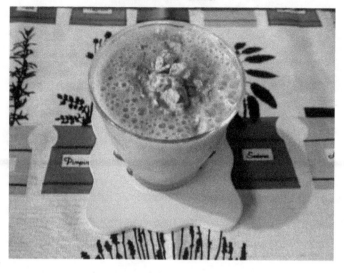

## Ingredienti:

- Albumi
- Latte di soia
- Fiocchi di latte
- zucchero
- Sale

## Indicazioni

a) Frullare gli albumi, il latte di soia e la ricotta per dare una consistenza granulosa al frullato. Aggiungi zucchero e sale in una proporzione che insaporisce la lingua.

b) Sul frullato, grattugiare ancora un po' di ricotta.

## 17.     Frullato di avocado verde

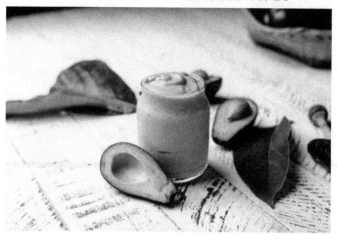

## Ingredienti:

- 3/4 tazza di acqua di cocco
- 1/2 tazza di cavolo cappuccio
- 1/2 tazza di spinaci
- 1/2 tazza di avocado
- 2 tazze di uva senza semi
- 1 pera
- 4 - 5 cubetti di ghiaccio

## Indicazioni:

a) Frullare tutti gli ingredienti per unire.

b) Divertiti.

## 18.    Frullato Di Carote

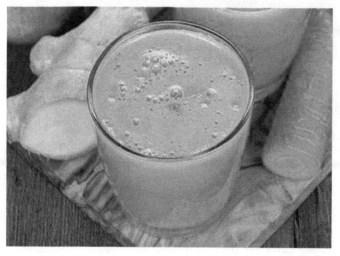

## Ingredienti:

- 1/2 tazza di acqua
- 1/2 tazza di latte scremato
- 1/2 cucchiaino. Cannella
- 1/8 di tazza di fiocchi d'avena vecchio stile
- 1/2 tazza di spinaci
- 2 Carote Piccole o 1 Carota Grande (con cime verdi)
- 1 banana (congelata, tritata)
- 4 - 5 cubetti di ghiaccio

## Indicazioni:

a)  Frullare tutti gli ingredienti per unire.

b)  Divertiti.

## 19.    Frullato di melone verde

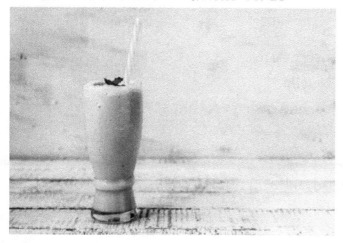

## Ingredienti:

- 1/2 tazza di acqua
- 3 cucchiai. Tesoro
- 1 spicchio di lime (togliere i semi, mantenere la buccia)
- 1 tazza di cavolo cappuccio
- 1/2 tazza di melone
- 1/2 tazza di melata
- 4 - 5 cubetti di ghiaccio

## Indicazioni:

a) Frullare tutti gli ingredienti per unire.

b) Divertiti.

## 20.  Delizia rinfrescante al cetriolo

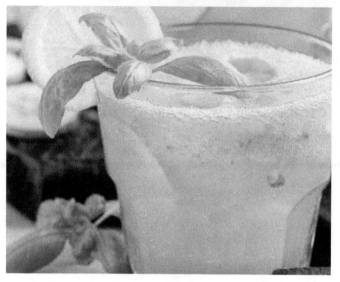

## Ingredienti:

- 1/2 tazza di acqua
- 4 cucchiai Tesoro
- 2 tazze di cavolo nero
- 1 spicchio di lime
- 2 cetrioli
- 4 - 5 cubetti di ghiaccio

## Indicazioni:

a) Frullare tutti gli ingredienti per unire.

b) Divertiti.

## 21. Frullato Di Frutti Di Bosco

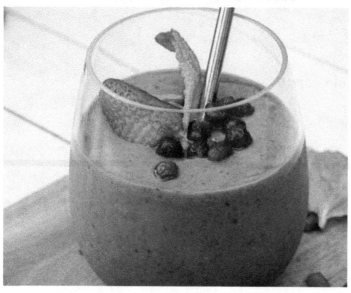

## Ingredienti:

- 1/2 tazza di succo di mela
- 1 tazza di spinaci
- 2 tazze di frutti di bosco misti
- 1 banana (congelata, tritata)
- 4 - 5 cubetti di ghiaccio

## Indicazioni:

a) Frullare tutti gli ingredienti per unire.

b) Divertiti.

## 22.    Frullato Di Banana

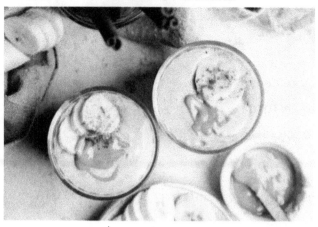

**Ingredienti:**

- 1/2 tazza di latte
- 1/2 tazza di yogurt alla vaniglia
- 2 cucchiaini Tesoro
- 1/4 cucchiaino. Cannella
- 2 banane
- 1 tazza di spinaci
- 4 - 5 cubetti di ghiaccio

**Indicazioni:**

a) Frullare tutti gli ingredienti per unire.

b) Divertiti.

## 23. frappè all'anguria

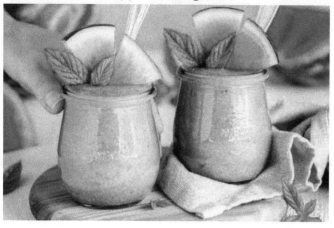

## Ingredienti:

- 2 tazze di anguria
- 1 tazza di spinaci
- 1/2 tazza di fragole
- 1/2 tazza di pesche surgelate
- 4 - 5 cubetti di ghiaccio

## Indicazioni:

a) Frullare tutti gli ingredienti per unire.

b) Divertiti.

## 24.  Smoothie al burro di arachidi

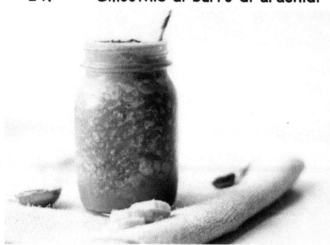

## Ingredienti:

- 1 tazza di latte scremato
- 3 cucchiai. Burro di arachidi
- 2 tazze di spinaci
- 1 banana (congelata, tritata)

## Indicazioni:

a) Frullare tutti gli ingredienti per unire.

b) Divertiti.

## 25. Frullato con fragole e banana

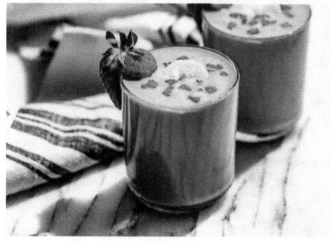

## Ingredienti:

- 1/2 tazza di acqua
- 1/2 tazza di latte scremato
- 1/2 tazza di yogurt alla vaniglia
- 2 cucchiaini Tesoro
- 1 tazza di verdure miste
- 1/2 tazza di fragole
- 1 banana (congelata, tritata)
- 4 - 5 cubetti di ghiaccio

## Indicazioni:

a) Frullare tutti gli ingredienti per unire.

b) Divertiti.

## 26.   Frullato di tè verde

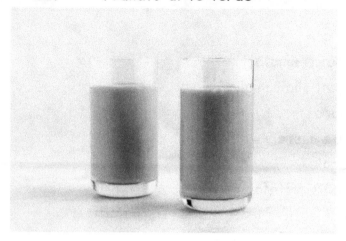

## Ingredienti:

- 1 tazza di tè verde
- 1 carota
- 1 banana
- 2 manciate di cavolo
- Pochi cubetti di ghiaccio

## Indicazioni:

a)  Aggiungere tutti gli ingredienti al frullatore e frullare fino ad ottenere un composto omogeneo.

b)  Questa è un'ottima scelta per il pranzo.

## 27. Frullato di limone e cetriolo verde

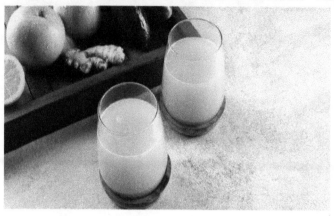

**Ingredienti:**

- 1 cetriolo
- 1 Pera, affettata
- 4 gambi di sedano
- 1 limone sbucciato
- $\frac{1}{2}$ tazza di acqua ghiacciata

**Indicazioni:**

a) Aggiungere tutti questi ingredienti al frullatore e frullare fino a ottenere un composto liscio.

b) Selezione perfetta per pranzo; questo ti darà l'energia di cui hai bisogno per il resto del pomeriggio.

## 28.    Frullato di anacardi

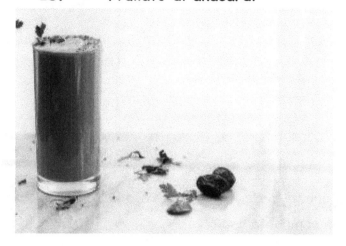

**Ingredienti:**

- 1 tazza di acqua di cocco
- ½ tazza di anacardi
- 1 banana
- 2 date
- 1 cucchiaio di semi di lino
- Una manciata di Spinaci

**Indicazioni:**

a) Aggiungere tutti gli ingredienti al frullatore e frullare fino a ottenere un composto liscio.

b) Questo è delizioso e gli anacardi gli danno qualcosa di speciale. Ottima scelta per il pranzo

## 29.   Frullato verde arancia

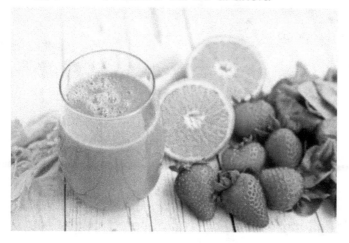

## Ingredienti:

- 1 banana
- 5 fragole grandi
- $\frac{1}{2}$ tazza di arancia sbucciata
- $\frac{1}{2}$ tazza di mela a fette
- Un po' di semi di lino
- 2 manciate di Spinaci
- 1 tazza di acqua ghiacciata

## Indicazioni:

a)  Mescolare tutti gli ingredienti nel frullatore e frullare fino a che liscio.

b)  Questo è meraviglioso e perfetto per il pranzo.

## 30. Frullato di frutta e verde

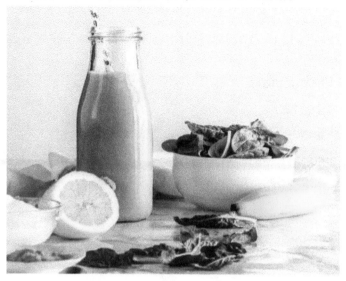

**Ingredienti:**

- 1 vasetto di Yogurt Greco Naturale
- 1/2 tazza di proteine in polvere naturali
- $\frac{1}{2}$ tazza di mirtilli
- $\frac{1}{2}$ tazza di pesche, affettate
- $\frac{1}{2}$ tazza di ananas, affettato
- $\frac{1}{2}$ tazza di fragole
- $\frac{1}{2}$ tazza di mango, affettato
- 1 manciata di cavolo riccio (togliere gambo e piselli)
- $\frac{1}{2}$ tazza di acqua ghiacciata

**Indicazioni:**

a) Aggiungere tutti questi ingredienti al frullatore e frullare fino a che liscio.

b) Questo è fuori dal mondo.

## 31. Frullato allo zenzero verde

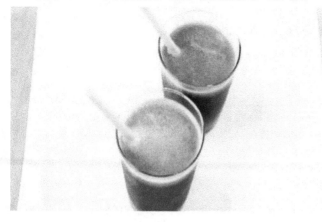

## Ingredienti:

- Una manciata di prezzemolo
- 1 cetriolo, affettato
- 1 limone sbucciato
- 1 pollice di radice di zenzero
- 1 tazza di mele surgelate
- 1 manciata di cavolo cappuccio (senza i gambi e i gambi)
- $\frac{1}{2}$ tazza di acqua ghiacciata

## Indicazioni:

a) Mescolare tutti questi ingredienti nel frullatore e frullare fino a che liscio. Questo è molto buono.

b) Tutti questi ingredienti sono meravigliosi insieme. Buona scelta per il pranzo

## 32.  Frullato di melone verde

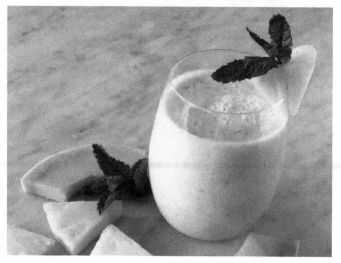

## Ingredienti:

- ½ tazza di amarene, snocciolate
- 1 banana
- Una manciata di cavolo cappuccio, tagliato a pezzi
- ½ tazza di mirtilli
- ½ tazza di melone verde
- ½ tazza di acqua di cocco
- ½ tazza di cubetti di ghiaccio

## Indicazioni:

a) Aggiungere tutti questi ingredienti al frullatore e frullare fino a ottenere un composto liscio. Questo è molto buono.

b) Tutti i sapori sono meravigliosi insieme.

## 33.    Frullato Verde Con Mandorle E Cocco

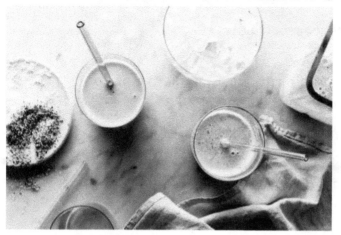

## Ingredienti:

- 1 tazza di yogurt al cocco e mandorle
- Mazzo di coriandolo
- Una manciata di spinaci
- Avocado, affettato
- 1 tazza di mirtilli, fragole o lamponi
- 1 Mango, affettato
- $\frac{1}{2}$ tazza di acqua di cocco
- Un pizzico di sale marino
- Acqua ghiacciata

## Indicazioni:

a) Aggiungere tutti gli ingredienti al frullatore e frullare fino ad ottenere un composto omogeneo. Aggiungere l'acqua se necessario. Questo è un delizioso frullato verde con un ottimo gusto.

b) Tutta questa miscela di sapori è una delizia da bere.

## 34.     Frullato verde rinfrescante

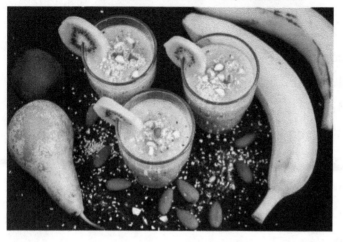

Ingredienti:

- 1 tazza di ananas, a pezzi
- 1 banana congelata, tagliata a pezzi
- 1 Mango, affettato
- $\frac{1}{2}$ tazza di acqua ghiacciata
- Una manciata di spinaci

Indicazioni:

a) Aggiungere tutti gli ingredienti al frullatore e frullare fino ad ottenere un composto omogeneo. Questo è davvero delizioso e rinfrescante.

b) Questa è un'ottima scelta per il pranzo.

## 35.  Frullato Verde Lampone Menta

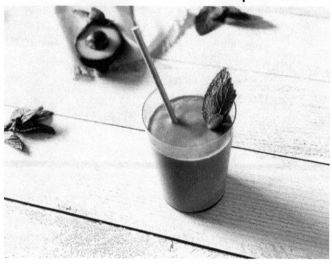

**PERSONE: 2 porzioni**

**Ingredienti:**

- 78 g di tarassaco
- $\frac{1}{4}$ tazza (23 g) di menta tritata
- $2\frac{1}{2}$ tazze (308 g) di lamponi surgelati
- 1 Medjool Date snocciolato
- 2 cucchiai di semi di lino macinati
- Acqua purificata

**Indicazioni:**

a) Aggiungere tutti gli ingredienti tranne l'acqua purificata nella tazza alta. Aggiungere acqua a piacere assicurandosi che non superi la Max Line.

b) Lavorare fino a che liscio.

## 36.     Frullato detergente alle bacche

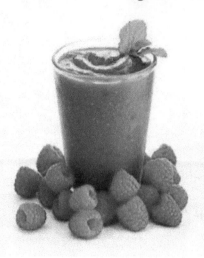

**PERSONE: 2 porzioni**

**Ingredienti:**

- 3 foglie di bietola svizzera, private dei gambi
- $\frac{1}{4}$ di tazza (28 g) di mirtilli rossi maturi
- 2 tazze (288 g) di mirtilli
- 1 Medjool Date snocciolato
- 2 cucchiai di semi di lino macinati
- Acqua purificata

**Indicazioni:**

a) Aggiungere tutti gli ingredienti tranne l'acqua purificata nella tazza alta. Aggiungere acqua a piacere assicurandosi che non superi la Max Line.

b) Lavorare fino a che liscio.

## 37. Frullato Verde Twist

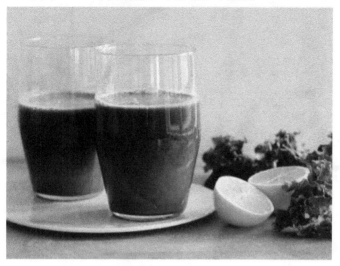

**PERSONE: 2 porzioni**

**Ingredienti:**

- 1 tazza (67 g) di cavolo cappuccio, privati dei gambi, delle costole e tritati

- 1 tazza (55 g) di tarassaco

- 1 Arancia, sbucciata, priva di semi e tritata

- 2 tazze (288 g) di fragole

- 2 kiwi, pelati e tritati

- $\frac{1}{2}$ cucchiaio di succo di limone

- Acqua purificata

**Indicazioni:**

a) Aggiungere tutti gli ingredienti tranne l'acqua purificata nella tazza alta. Aggiungere acqua a piacere assicurandosi che non superi la Max Line.

b) Lavorare fino a che liscio.

**38.** **Frullato Verde Pina Colada**

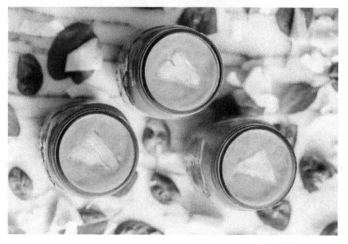

PERSONE: **2 porzioni**

Ingredienti:

- 2 tazze (76 g) di barbabietola
- 1 tazza (166 g) di ananas fresco, tritato
- 1 tazza (144 g) di mirtilli
- 1 cucchiaio di semi di lino macinati
- 1 cucchiaio di olio di cocco biologico
- 1 tazza (240 ml) di acqua di cocco
- Acqua purificata

Indicazioni:

a) Aggiungere tutti gli ingredienti tranne l'acqua purificata nella tazza alta. Aggiungere acqua a piacere assicurandosi che non superi la Max Line.

b) Lavorare fino a che liscio.

**39.     Raffreddatore di mirtilli rossi**

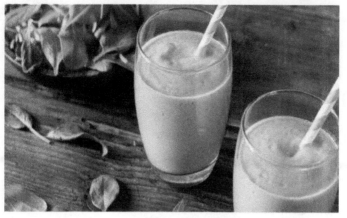

**PERSONE: 2 porzioni**

## Ingredienti:

- 2 tazze (70 g) di crescione
- $\frac{1}{4}$ di tazza (28 g) di mirtilli rossi maturi freschi
- 1 Banana matura, affettata
- 1 Arancia, sbucciata e tritata
- 1 Medjool Date snocciolato (opzionale)
- 1 cucchiaio di erba di grano in polvere
- Acqua purificata

## Indicazioni:

a) Aggiungere tutti gli ingredienti tranne l'acqua purificata nella tazza alta. Aggiungere acqua a piacere assicurandosi che non superi la Max Line.

b) Lavorare fino a che liscio.

## 40. Frullato Di Uva Bacche

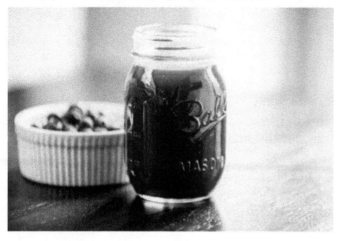

**PERSONE: 2 porzioni**

## Ingredienti:

- 2 tazze (60 g) di spinaci novelli freschi, privati dei gambi e tritati
- $\frac{1}{2}$ tazza (46 g) di uva verde senza semi
- 1 tazza (124 g) di lamponi
- 1 Data Medjool (opzionale)
- 2 cucchiai di semi di chia
- 1 cucchiaino di cannella in polvere biologica
- Acqua purificata

## Indicazioni:

a) Aggiungere tutti gli ingredienti tranne l'acqua purificata nella tazza alta. Aggiungere acqua a piacere assicurandosi che non superi la Max Line.

b) Lavorare fino a che liscio.

## 41. Frullato di mirtilli e zenzero verde

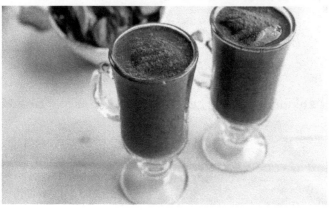

**PERSONE: 2 porzioni**

**Ingredienti:**

- 2 tazze (60 g) di spinaci per bambini

- 2 tazze (288 g) di mirtilli

- 1 Banana matura, affettata

- Radice di zenzero da 1 pollice (2 cm), lavata e tritata

- 2 tazze (480 ml) di acqua di cocco biologica

- Acqua purificata (opzionale)

**Indicazioni:**

a) Aggiungere tutti gli ingredienti tranne l'acqua purificata nella tazza alta. Aggiungere acqua a piacere assicurandosi che non superi la Max Line.

b) Lavorare fino a che liscio.

## 42.    Frullato di avocado e mela verde

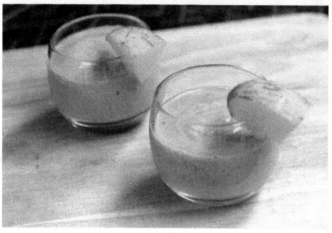

**PERSONE: 2 porzioni**

**Ingredienti:**

- 2 tazze (76 g) di verdure primaverili
- 1 mela verde, senza torsolo e tritata
- 1 fetta (100 g) di avocado
- $\frac{1}{2}$ tazza (46 g) di uva rossa
- $\frac{1}{2}$ tazza (77 g) di mirtilli
- $\frac{1}{2}$ cucchiaino di succo di limone
- Acqua purificata

**Indicazioni:**

a)  Aggiungere tutti gli ingredienti tranne l'acqua purificata nella tazza alta. Aggiungere acqua a piacere assicurandosi che non superi la Max Line.

b)  Lavorare fino a che liscio.

## 43. Elegante chia svizzera

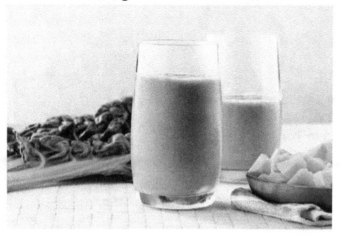

**PERSONE: 2 porzioni**

**Ingredienti:**

- $\frac{1}{2}$ tazza (30 g) di prezzemolo fresco

- $1\frac{1}{2}$ tazza (54 g) di bietole svizzere, tritate

- 2 Pesche mature, snocciolate e tritate

- 1 data Medjool

- 1 tazza (144 g) di fragole

- 2 cucchiai di semi di chia

- Acqua purificata

**Indicazioni:**

a) Aggiungere tutti gli ingredienti tranne l'acqua purificata nella tazza alta. Aggiungere acqua a piacere assicurandosi che non superi la Max Line.

b) Lavorare fino a che liscio.

## 44. Frullato di energia verde di primavera

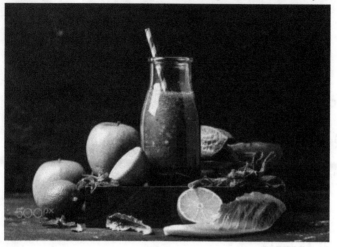

**PERSONE: 2 porzioni**

## Ingredienti:

- 2 tazze (76 g) di verdure primaverili
- 1 Mango maturo, tagliato a cubetti
- 1 Arancia, sbucciata, priva di semi e tritata
- 1 tazza (124 g) di lamponi
- 2 cucchiai di semi di chia
- 1 cucchiaio di semi di lino macinati
- Acqua purificata

## Indicazioni:

a) Aggiungere tutti gli ingredienti tranne l'acqua purificata nella tazza alta. Aggiungere acqua a piacere assicurandosi che non superi la Max Line.

b) Lavorare fino a che liscio.

## 45.    Frullato Di Bacche Di Cocco Verde

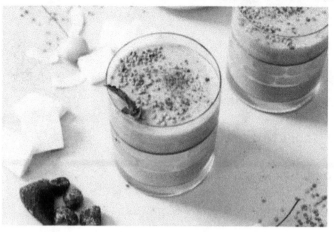

**PERSONE: 2 porzioni**

**Ingredienti:**

- 2 tazze (72 g) di bietola svizzera, strappata
- $\frac{1}{2}$ tazza (83 g) di pezzi di ananas, a fette
- 1 tazza (144 g) di mirtilli
- 1 tazza (152 g) di melone melata, tritato
- 1 cucchiaio di olio di cocco extravergine
- Acqua purificata

**Indicazioni:**

a) Aggiungere tutti gli ingredienti tranne l'acqua purificata nella tazza alta. Aggiungere acqua a piacere assicurandosi che non superi la Max Line.

b) Lavorare fino a che liscio.

# 46.     Frullato misto di bacche di Goji

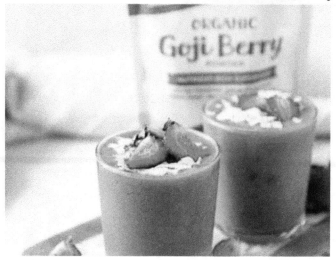

**PERSONE: 2 porzioni**

**Ingredienti:**

- 2 tazze (110 g) di lattuga romana, tritata

- 1 Banana matura, affettata

- $\frac{1}{4}$ tazza (30 g) di bacche di Goji

- 1 tazza (144 g) di frutti di bosco misti

- Radice di zenzero da 1 pollice (2,5 cm).

- Acqua purificata

**Indicazioni:**

a) Aggiungere tutti gli ingredienti tranne l'acqua purificata nella tazza alta. Aggiungere acqua a piacere assicurandosi che non superi la Max Line.

b) Lavorare fino a che liscio.

**47.** **Frullato di bacche dopo l'allenamento**

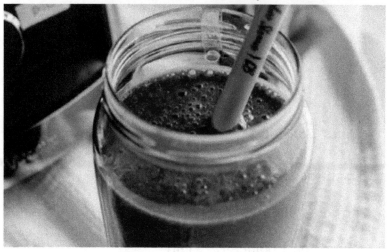

## ingredienti

- 100 ml di liquido a scelta (acqua, acqua di cocco o latte vegetale)

- 3 cucchiaini di Tahin

- 2 banane

- 1 tazza di ciliegie congelate

- 1 misurino di proteine in polvere di vaniglia

- Ghiaccio, se necessario

## Indicazioni

a) Aggiungi il liquido che preferisci nel contenitore del frullatore.

b) Aggiungi il resto degli ingredienti e chiudi il coperchio.

c) Seleziona la funzione "Smoothie" o avvia lentamente e gira in alto per circa 40 secondi fino a quando tutti gli ingredienti non saranno ben amalgamati.

d) Servire in un vasetto di vetro capiente con una Cannuccia di bambù.

e) Divertiti!

**48.      frappè all'anguria**

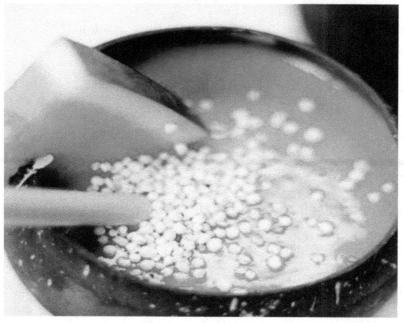

**ingredienti**

- 1 tazza di anguria fresca affettata
- $\frac{1}{2}$ tazza di fragole
- 2 tazze di mango congelato

**Indicazioni**

a) Metti l'anguria fresca nel tuo frullatore.

b) Aggiungere le fragole e il mango congelato e chiudere con il coperchio.

c) Frullare a fuoco alto per 55 secondi fino a raggiungere la consistenza desiderata.

d) Servite nella vostra tazza preferita e buon appetito!

## 49. PB e frullato di fragole

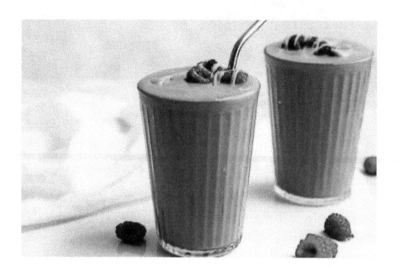

**Ingredienti:**

- 1 tazza di fragole congelate
- 1 banana grande affettata
- 1-2 cucchiai di burro di arachidi crudo

**Indicazioni**

a) Frullare con 1/2 a 1 tazza di liquido.

b) Divertiti

## 50.  Cavolo cappuccio ciliegia e mirtillo

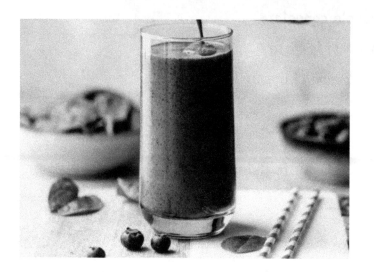

**Ingredienti:**

- 1 tazza di cavolo cappuccio
- 1 tazza di ciliegie
- 1/2 tazza di mirtilli

**Indicazioni**

a) Frullare con 1/2 a 1 tazza di liquido.

b) Divertiti

## 51.  Lampone Banana Chia

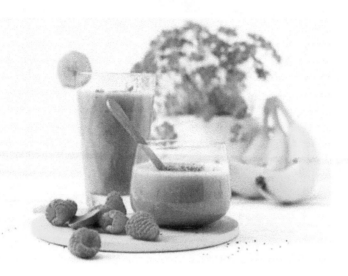

**Ingredienti:**

a) 1 1/2 tazza di lamponi congelati

b) 1 banana grande affettata

c) 1 cucchiaio di semi di chia

**Indicazioni**

a) Frullare con 1/2 a 1 tazza di liquido.

b) Divertiti

## 52. Frullato verde arancia

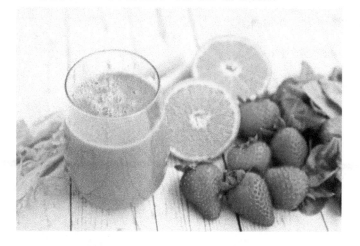

## Ingredienti:

- 1 banana
- 5 fragole grandi
- $\frac{1}{2}$ tazza di arancia sbucciata
- $\frac{1}{2}$ tazza di mela a fette
- Un po' di semi di lino
- 2 manciate di Spinaci
- 1 tazza di acqua ghiacciata

## Indicazioni:

a) Mescolare tutti gli ingredienti nel frullatore e frullare fino a che liscio.

b) Questo è meraviglioso e perfetto per il pranzo.

## 53.     Frullato di Chia al cioccolato

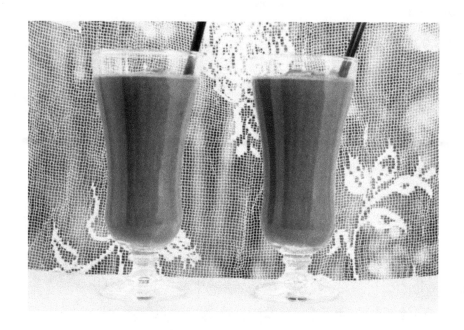

Servi: 2

**Ingredienti:**

- 1 tazza d'acqua

- 11/2 tazze di fragole biologiche surgelate

- 1 cucchiaio di semi di chia

- 2 cucchiai di granella di cacao crudo

- 1 cucchiaio di cacao crudo in polvere

- 6 noci di macadamia crude

- 3 date snocciolate

- 1 banana congelata, tagliata a bocconcini

- 1 manciata grande di cavolo cappuccio tritato

- Da 4 a 5 cubetti di ghiaccio


**Indicazioni:**

a) Mettere l'acqua e le fragole in un frullatore e frullare fino a ottenere un composto liscio e cremoso.

b) Aggiungere i semi di chia, la granella di cacao, il cacao in polvere e le noci di macadamia; processo per 1 minuto intero.

c)  Aggiungere i datteri, la banana congelata e il cavolo riccio e lavorare di nuovo fino a quando non saranno ben amalgamati.

d)  Aggiungere il ghiaccio e lavorare di nuovo.

e)  Servire ghiacciato.

## 54. Frullato di tè verde e zenzero

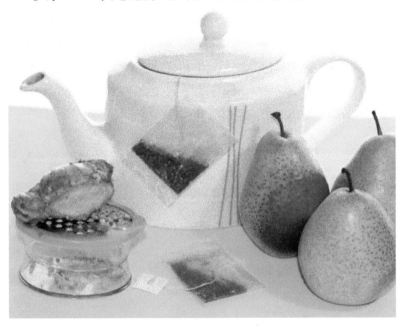

Servi: 2

**Ingredienti:**

- 1 pera Anjou, tritata

- 1/4 tazza di uvetta bianca o gelsi secchi (

- 1 cucchiaino di zenzero fresco tritato

- 1 manciata grande di lattuga romana tritata

- 1 cucchiaio di semi di canapa

- 1 tazza di tè verde preparato non zuccherato, raffreddato

- Da 7 a 9 cubetti di ghiaccio

**Indicazioni:**

a) Mettere tutti gli ingredienti tranne il ghiaccio in un frullatore e frullare fino a ottenere un composto liscio e cremoso. Aggiungere il ghiaccio e lavorare di nuovo.

b) Bere freddo.

## 55.    Frappè senza latte alla vaniglia e ciliegia

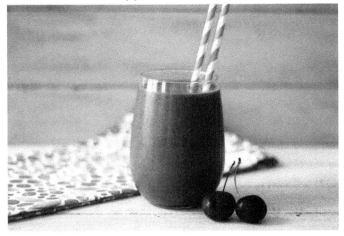

Servi: 2

**Ingredienti:**

- 1 tazza di ciliegie snocciolate congelate

- 1/4 tazza di noci macadamia crude

- 1/2 banana, tagliata a cubetti

- 1/4 tazza di bacche di goji essiccate (o uvetta bianca)

- 1 cucchiaino di puro estratto di vaniglia

- 1 tazza d'acqua

- Da 6 a 8 cubetti di ghiaccio

**Indicazioni:**

a) Mettere tutti gli ingredienti tranne il ghiaccio in un frullatore e frullare fino a ottenere un composto liscio e cremoso. Aggiungere il ghiaccio e lavorare di nuovo.

b) Bevi freddo.

## 56. Frullato di frutta e latte di cocco

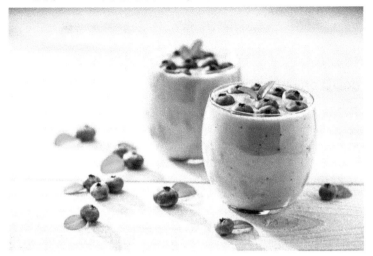

Per 4 porzioni

## ingredienti

- 1 sacchetto da 10 once mirtilli congelati o altra frutta
- 3 banane mature
- 1 tazza di yogurt bianco
- 1 tazza di latte di cocco non zuccherato
- 2 cucchiai di miele

## Indicazioni:

a) In un frullatore frullare i mirtilli, le banane, lo yogurt, il latte di cocco e il miele. Servire.

## 57.     Frullato di successo

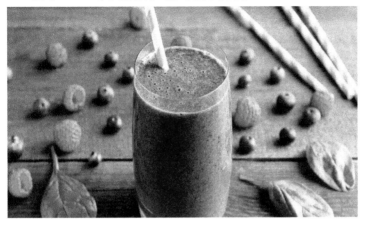

## Ingredienti:

- 1 tazza di fragole, affettate
- 1 tazza di mirtilli
- ⅓ banana, affettata
- 1 cucchiaino di semi di lino macinati
- 1 manciata di spinaci
- 1 cucchiaino di miele

## Indicazioni:

a)  Amalgamate il tutto e buon appetito!

## 58.    More e finocchi

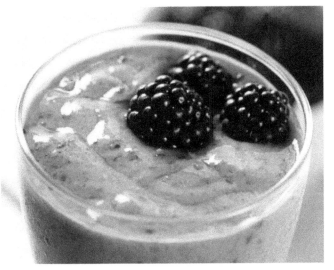

**ingredienti**

- 1 mela

- $\frac{1}{2}$ finocchio

- $\frac{1}{4}$ di tazza (50 ml) di acqua

- $\frac{1}{2}$ tazza (100 ml) di more

**Indicazioni:**

a) Tagliate a pezzi la mela e il finocchio e mescolateli con l'acqua in un frullatore.

b) Servire condita con le more.

## 59.    Avocado e frutti di bosco

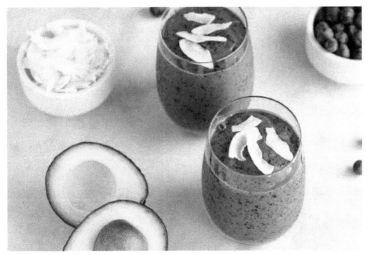

**Ingredienti:**

- 1 avocado

- 1 pera

- 100 g di mirtilli

**Indicazioni:**

a) Tagliate a pezzi gli avocado e le pere. Amalgamare il tutto in una ciotola e guarnire con i mirtilli.

## 60.     Ciotola Acai classica

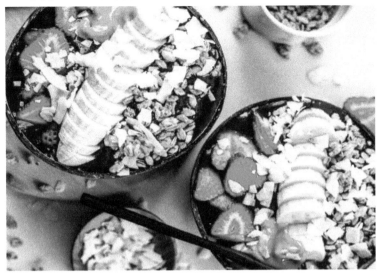

## ingredienti

- ¾ tazza di succo di mela

- ½ tazza di yogurt al cocco

- 1 Banana (fresca o surgelata)

- 2 tazze di frutti di bosco congelati

- 150 g di purea di acai congelata

## Condimenti:

- Fragole

- Banana

- muesli

- Fiocchi di cocco

- Burro di arachidi

## Indicazioni

a) Nel tuo frullatore, aggiungi il succo di mela e lo yogurt al cocco.

b) Aggiungere il resto degli ingredienti e chiudere con il coperchio. Selezionare la variabile 1 e aumentare lentamente fino alla variabile 10. Utilizzare il pressino per spingere gli ingredienti nelle lame e frullare per 55 secondi o fino a ottenere un composto liscio e cremoso.

**61.** Ciotola per frullato di ciliegie Acai

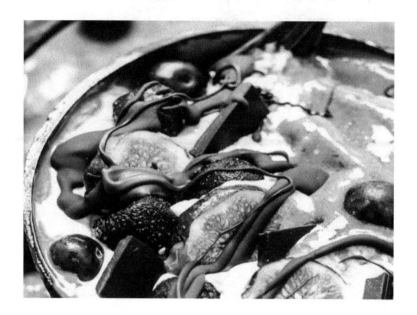

**ingredienti**

- 4 cucchiai di yogurt al cocco

- $\frac{1}{2}$ tazza di Acai congelato scoopable

- 2 banane, fresche o congelate

- $\frac{1}{2}$ tazza di ciliegie congelate

- 1 pezzo di zenzero fresco da 1 cm

**Condimenti:**

- Burro di anacardi

- Yogurt al cocco

- Fico, affettato

- Scaglie di cioccolato fondente

- Mirtilli

- Ciliegie

**Indicazioni**

a) Aggiungi lo yogurt al cocco prima di aggiungere il resto degli ingredienti nel contenitore del frullatore e chiudi il coperchio.

b) Frullare alla massima potenza per 55 secondi fino a ottenere una crema. Versa nella tua ciotola di cocco preferita, sovrapponi i condimenti e divertiti!

**62.**     Ciotola per frullati blu oceano

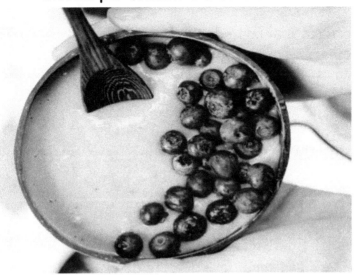

### ingredienti

- Una spruzzata di latte di cocco

- 3 banane congelate

- 1 cucchiaino di Spirulina Blu in polvere

- Una manciata di mirtilli


### Indicazioni

a) Aggiungere una spruzzata di latte di cocco nel frullatore.

b) Aggiungere le banane, la spirulina blu e metà dei mirtilli e chiudere con il coperchio.

c) Selezionare la variabile 1 e aumentare lentamente fino alla variabile 10. Frullare alla massima potenza per 55 secondi fino a ottenere un composto liscio e cremoso.

d) Usa il pressino per spingere gli ingredienti nelle lame.

e) Servite nelle vostre ciotole al cocco, guarnite con il resto dei mirtilli e buon appetito!

## 63. La ciotola del frullato verde di Madre Terra

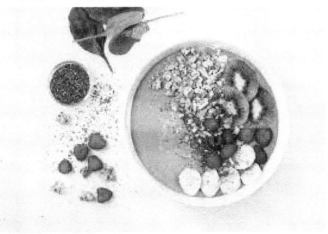

### ingredienti

- 2 tazze di spinaci

- 1 tazza di altro verde a foglia, come bietole o cavoli

- 1 congelato, banana

- 1/2 avocado

- 1 tazza di latte di mandorle alla vaniglia non zuccherato

- 2 cucchiai di burro di anacardi

### Condimenti facoltativi:

- muesli

- Mandorle tritate

- Lamponi freschi

### Indicazioni

a) Aggiungere tutti gli ingredienti, tranne la granola, le mandorle tritate e i lamponi, nella tazza del frullatore e frullare fino a ottenere un composto liscio, facendo attenzione a non mescolare troppo.

b) Completare con muesli, mandorle tritate, lamponi o qualsiasi altro condimento a scelta.

# 64.     Ciotola per frullato di pesca

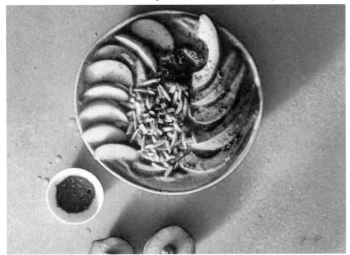

## ingredienti

- 2 tazze di pesche, congelate

- 1 banana, congelata

- 11/2 tazze di latte di mandorle alla vaniglia non zuccherato

- 1 cucchiaio di semi di canapa

- Frutti di bosco

- fiori commestibili fette di pesca fresca fette di ananas fresco

## Indicazioni

a) Aggiungere tutti gli ingredienti, tranne i fiori commestibili, le fette di pesca fresca e le fette di ananas fresco nella tazza del frullatore e frullare fino a ottenere un composto liscio, facendo attenzione a non mescolare troppo.

b) Completa con fiori commestibili, fette di pesca fresca, fette di ananas fresco o qualsiasi altro condimento a tua scelta.

# 65. Ciotola per frullato alla moka

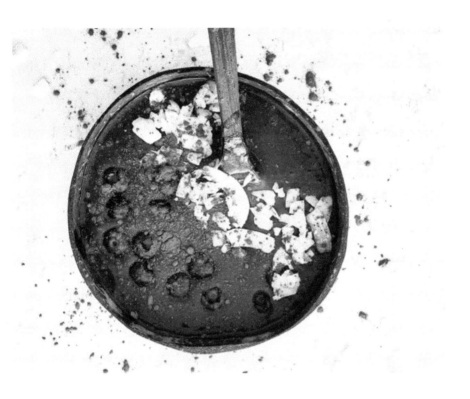

### ingredienti

- ½ - 1 tazza di latte non caseario

- 2 banane congelate

- 1,5 cucchiai di caffè istantaneo

- 1 cucchiaio di cacao in polvere

- Una manciata di mirtilli


### Indicazioni

a) Mettere prima il latte di mandorle nel frullatore e poi il resto degli ingredienti e chiudere il coperchio.

b) Selezionare la variabile 1 e aumentare lentamente a 10 e frullare per 55 secondi fino a ottenere un composto liscio e cremoso.

c) Servite nelle vostre ciotole al cocco preferite e buon appetito!

d) Mantieni questo frullato semplice così com'è o aggiungi i tuoi condimenti preferiti.

e) Guarnire con i mirtilli.

## 66.    Frullato Di Ciliegia Al Cocco

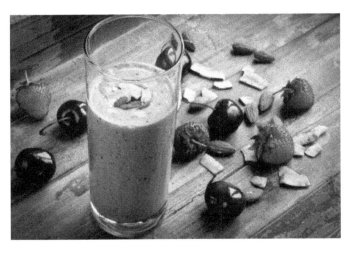

Porzioni: 2

## ingredienti

- 2 tazze di ciliegie congelate e snocciolate
- 1 tazza di acqua di cocco
- 1 cucchiaio di succo di lime fresco
- ManciataFragole

## Indicazioni

a) Unire tutti gli ingredienti in un frullatore e frullare fino a che liscio.

b) Servire

# 67.    Frullato di mango e yogurt alle noci

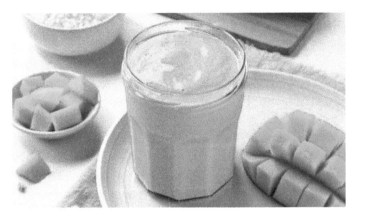

Porzioni: 1

**ingredienti**

- 1 mango maturo
- 2 cucchiai di yogurt alle noci
- 1/4 cucchiaino di cannella

**Indicazioni**

a) Metti il mango nel congelatore per 30 minuti per farlo raffreddare. Se hai fretta puoi saltare questo passaggio e aggiungere invece 2 cubetti di ghiaccio nel frullato.

b) Eliminate la pelle del mango con un pelapatate,

c) Tagliare il mango a pezzi medi, riservare circa 1 cucchiaino di mango da utilizzare in seguito per guarnire il frullato.

d) Metti il mango, lo yogurt alle noci e 1/4 di cucchiaino di cannella nel frullatore.

e) Frullare per 2-3 minuti alla massima potenza o fino a quando il composto non sarà cremoso.

f) Versare in una tazza, guarnire con il mango rovesciato e spolverizzare leggermente con la cannella.

## 68. Carota Mango Cocco

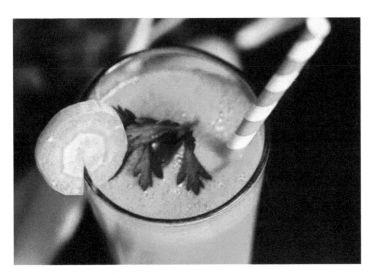

**Ingredienti:**

- 1 carota grande grattugiata
- 1 tazza di mango congelato
- 1-2 cucchiai di cocco non zuccherato, grattugiato
- $\frac{1}{4}$ tazza di lamponi (facoltativo)

**Indicazioni**

a) Frullare con 1/2 a 1 tazza di liquido.

b) Divertiti

# 69.    Pina Colada allo zenzero

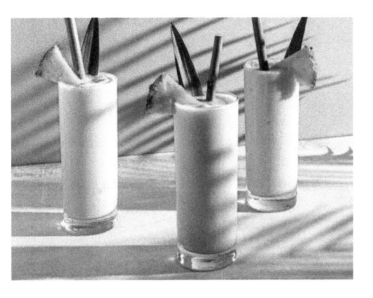

**Ingredienti:**

- 2 tazze di ananas congelato
- 1 lime sbucciato e affettato
- Pezzo di zenzero da 1/2 pollice tagliato a fettine sottili
- Frutti di bosco

**Indicazioni**

a) Frullare con 1/2 a 1 tazza di liquido.

b) Divertiti

c) Completare con i frutti di bosco

## 70.   Frullato di mele

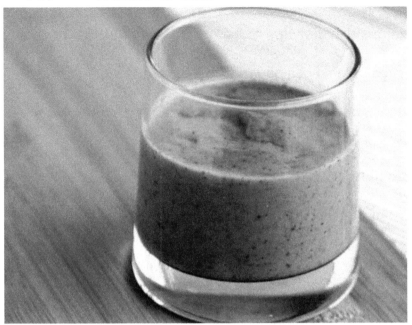

### ingredienti

- 1 tazza di sidro di mele fresco

- 4-6 Fragole con il gambo lasciato

- 1 Banana Frozen 1 tazza di Yogurt (aromatizzato senza zucchero e senza grassi)

- $\frac{1}{4}$ tazza di mandorle

- 2 cucchiai di germe di grano

### Indicazioni

a) Frullare fino a ottenere una consistenza bella liscia.

b) Questo rende abbastanza per 3.

# 71.     Sogno di mandorla

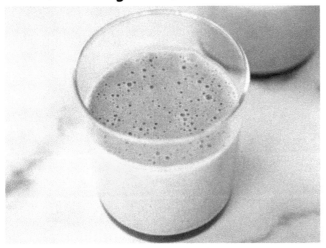

**Ingredienti:**

- 1 tazza di latte di mandorle
- 3 cucchiai Burro di mandorle
- 1 tazza di cavolo cappuccio
- 1 tazza di spinaci
- 1/4 tazza di mirtilli
- 1/4 tazza di more
- 4-5 cubetti di ghiaccio

**Indicazioni:**

a)  Frullare tutti gli ingredienti per unire.

b)  Divertiti.

## 72.    Frullato di frutta verde e noci

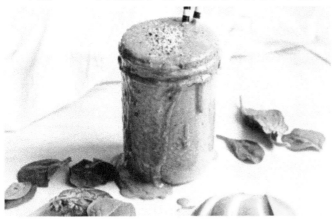

**Ingredienti:**

- 1 tazza di latte di mandorle
- 1/4 tazza di semi di girasole
- 1/4 tazza di anacardi
- 3 tazze di spinaci
- 2 date
- 1/2 tazza di mirtilli
- 1 banana
- 4 - 5 cubetti di ghiaccio

**Indicazioni:**

a) Frullare tutti gli ingredienti per unire.

b) Divertiti.

## 73.    Frullato verde menta

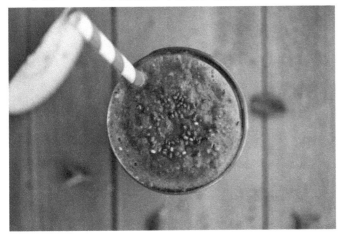

## Ingredienti:

- 1/2 tazza di succo di mela
- 1 cucchiaio. Zenzero macinato
- 1/4 tazza di foglie di menta
- 1 tazza di spinaci
- 1 tazza di cavolo
- 1 pera
- 4 - 5 cubetti di ghiaccio

## Indicazioni:

a)  Frullare tutti gli ingredienti per unire.

b)  Divertiti.

# 74. Frullato al verde di mango

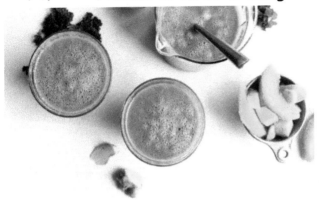

**Ingredienti:**

- 1 banana congelata
- 1 Mango, affettato
- 2 buone manciate di Baby Spinaci
- 1 tazza di acqua ghiacciata

**Indicazioni:**

a) Aggiungere tutti questi ingredienti al frullatore e frullare fino a che liscio

## 75.     Frullato verde delizioso piccante

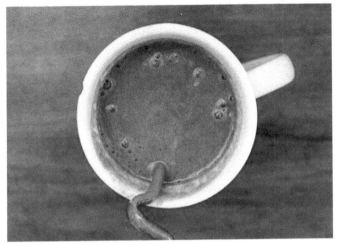

**Ingredienti:**

- $\frac{1}{2}$ tazza di Puro Latte di Mandorla Vaniglia
- 1 banana
- Un pizzico di cannella
- 1 manciata di Spinaci
- 1 cucchiaio di siero di latte in polvere
- 1 tazza di ghiaccio

**Indicazioni:**

a)  Aggiungere tutti questi ingredienti al frullatore e frullare fino a che liscio.

## 76. Frullato verde per tutti gli usi

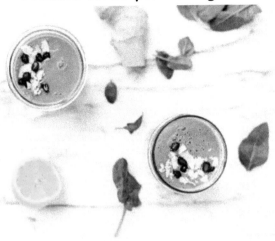

**Ingredienti:**

- 1 banana
- 1 mela affettata
- 1 pera affettata
- 1 gambo Sedano, a pezzi
- $\frac{1}{2}$ limone
- 2 manciate di Spinaci
- 1 manciata di lattuga romana
- Un po' di prezzemolo
- Un po' di coriandolo
- 1 tazza di ghiaccio

**Indicazioni:**

a) Versate tutti gli ingredienti nel frullatore e poi spremeteci sopra il limone. Frullate fino a ottenere un composto liscio.

## 77. Frullato di banana e frutti di bosco

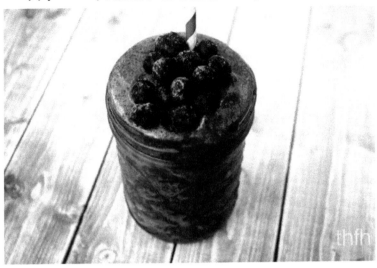

## Ingredienti:

- 2 banane

- 1/2 tazza di mirtilli

- 1 tazza di yogurt bianco

## Indicazioni

a) Sbucciare le banane, affettarle e metterle su una teglia. Mettere in congelatore e congelare fino a quando non sarà solida. Togliere dal congelatore e mettere nel frullatore. Tagliate a fettine le bacche e aggiungetele al frullatore. Versare lo yogurt.

b) Frullare fino a che liscio. Versare nel bicchiere e servire.

## 78.        Frullato di banana e frutti di bosco

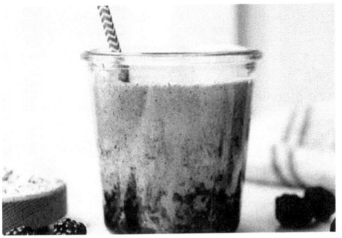

**Ingredienti:**

- 1/4 tazza di succo d'arancia

- 1/2 tazza di yogurt bianco magro

- 1/2 banana matura piccola e sbucciata

- 1/4 di tazza di fragole tagliate a stelo

- miele, da assaggiare

- 1 1/2 cucchiai di polvere di proteine di soia alla vaniglia

**Indicazioni**

a) Mettere tutti gli ingredienti in un frullatore. Frullare ad alta velocità fino a ottenere un composto liscio.

## 79.    Banana fragola arancia

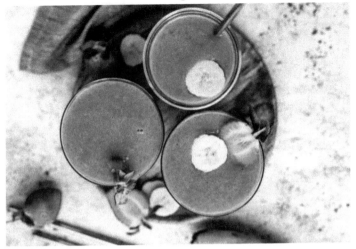

## Ingredienti:

- 1 banana
- 1 manciata di fragole
- 1 tazza di yogurt alla vaniglia
- 1/2 tazza di latte
- 1/2 tazza di succo d'arancia
- una manciata di cubetti di ghiaccio

## Indicazioni

a) Metti tutto nel frullatore. Serve 3.

## 80.     Frullato di frutti di bosco

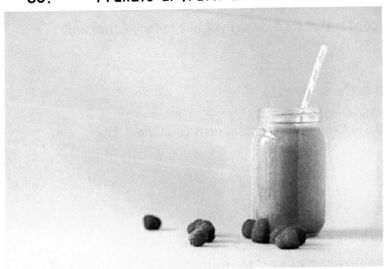

**Ingredienti:**

- 1 piccolo contenitore (6 once) yogurt magro (qualsiasi sapore)

- 1 tazza di latte scremato

- 1 tazza di frutti di bosco congelati (qualsiasi tipo)


**Indicazioni**

a) Frullare in alto fino a che liscio. Se preferisci, puoi aggiungere qualche pezzetto di banana. Serve 1.

## 81. Frullato di banana e frutti di bosco all'arancia

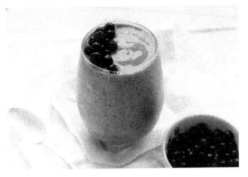

## Ingredienti:

- 1 banana piccola, sbucciata, tagliata e congelata

- 1/4 tazza di bacche assortite fresche o congelate (come fragole, more e/o lamponi)

- 1 tazza di succo d'arancia

- 3 cucchiai di yogurt magro alla vaniglia Fragole fresche a fette (facoltative)

## Indicazioni

a) In un contenitore per frullatore unire i pezzi di banana congelata, i frutti di bosco desiderati, il succo d'arancia e lo yogurt. Coprire e frullare fino a che liscio.

b) Per servire, versare in bicchieri alti. Se lo si desidera, guarnire ogni bevanda con fragole fresche.

## 82.    Frullato di frutti di bosco

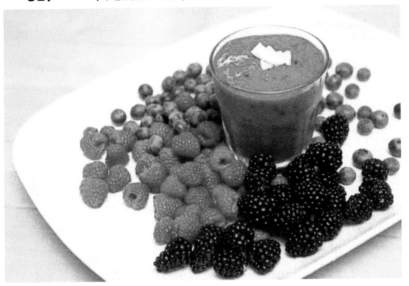

## Ingredienti:

- 1 tazza di succo di mela

- 1 1/2 tazze di limonata

- 1 tazza di lamponi surgelati

- 1/2 tazza di fragole congelate

- 1 tazza di sorbetto al lampone

## Indicazioni

a) Versare tutti gli ingredienti liquidi nel frullatore. Aggiungere tutti gli ingredienti surgelati. Frullare a livello MIX per 30 secondi, quindi frullare a livello SMOOTH fino a ottenere un composto liscio. Mentre la macchina è in funzione, sposta il bastoncino per mescolare in senso antiorario per facilitare la miscelazione.

b) Servire subito.

## 83.     Frullato di brainstorming ai frutti di bosco

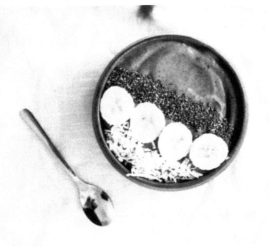

**Ingredienti:**

- 1/2 tazza di fragole congelate

- 1/2 tazza di mirtilli congelati

- 1/2 tazza di lamponi congelati

- 1/2 tazza di succo di mela

- 1/2 cucchiaino di succo di limone

- 1/2 tazza di yogurt gelato magro

- 1/2 tazza di ghiaccio

**Indicazioni**

a) Unire gli ingredienti nel frullatore; mescolare fino a che liscio e spumoso.

b) Serve 1.

## 84.  Frullato di banana e mirtilli

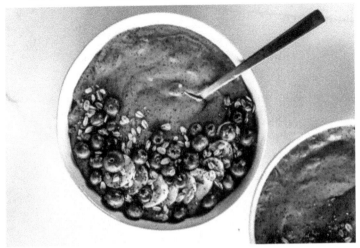

**Ingredienti:**

- 1 banana media matura

- 3/4 tazza di mirtilli freschi o congelati

- 1/4 tazza di yogurt alla vaniglia senza grassi

- 3/4 tazza di latte scremato

- un pizzico di cannella (a piacere)

- 1/2 tazza di ghiaccio tritato

**Indicazioni**

a) Unire tutti gli ingredienti in un frullatore e frullare fino ad ottenere un composto liscio. Serve 2

## 85.     Frullato Di Piselli Di Mucca

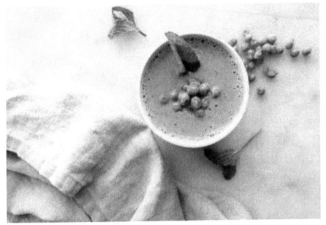

## Ingredienti:

- Yogurt denso
- Polpa d'Arancia
- Piselli Di Mucca
- Foglie di menta
- Cipolle Fresche
- Fonte proteica: albume d'uovo, latte di soia, ricotta.

## Indicazioni

a) Tritate finemente le cipolle e fatele appassire a fuoco basso. Mettili da parte. Lessate a metà i piselli in modo da renderli spugnosi e morbidi.

b) Frullare lo yogurt, la polpa d'arancia e le cipolle fino a ottenere una pasta densa. Alla fine aggiungete i piselli.

c) Usa le foglie di menta per guarnire mentre servi. Servire freddo.

# 86.     Macchina disintossicante verde

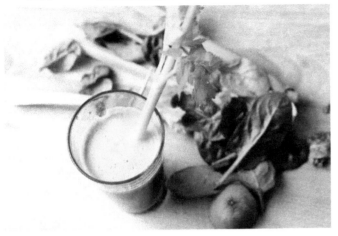

## Ingredienti:

- 1/2 tazza di succo d'arancia
- 2 cucchiaini di zenzero
- 2 tazze di cavolo nero
- 1/2 tazza di coriandolo
- 1 Lime (togliere i semi, mantenere la buccia)
- 1 Mela Verde
- 1 banana (congelata, tritata)

## Indicazioni:

a)  Frullare tutti gli ingredienti per unire.

b)  Divertiti.

## 87.    Frullato a foglia verde

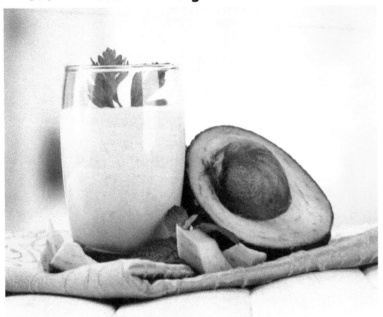

## Ingredienti:

- 1/2 tazza di succo di mela
- 2 tazze di verdure miste
- 1 tazza di spinaci
- 1 Limone (togliete i semi, conservate la buccia)
- 1 pera
- 1 banana (congelata, tritata)

## Indicazioni:

a) Frullare tutti gli ingredienti per unire.

b) Divertiti.

## 88.     Frullato colossale di mirtilli rossi

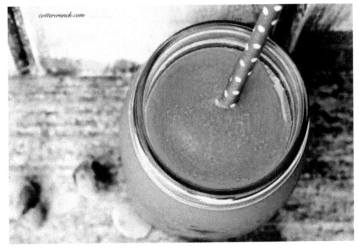

## Ingredienti:

- 1 1/2 tazze di succo di mirtillo e lampone

- 2 tazze di frutti di bosco misti congelati

- 1 1/2 tazze di yogurt gelato alla vaniglia senza grassi

## Indicazioni

a) Mettere tutti gli ingredienti nel frullatore e frullare fino a che liscio.

b) Serve 2

## 89. Frullato di mirtilli e arancia

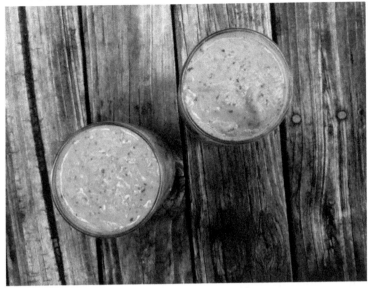

## Ingredienti:

- 1 tazza di succo di mirtillo rosso

- 1/2 tazza di sorbetto al gusto di lampone

- 1 cucchiaio di concentrato di succo d'arancia

- 1 1/2 tazza di sezioni arancioni

- 1/2 tazza di mirtilli rossi freschi o ciliegie

## Indicazioni

a) Unire il succo di mirtillo rosso, il sorbetto e il concentrato di succo d'arancia in un frullatore. Aggiungere le sezioni di arancia e i mirtilli rossi. Frullare fino a che liscio.

b) Serve 2

## 90. Frullato cremoso ai mirtilli

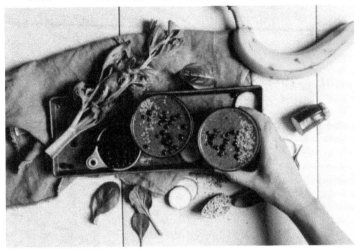

## Ingredienti:

- 6 once yogurt magro al mirtillo light (a ridotto contenuto di zucchero), congelato

- 1 tazza di mirtilli, freschi

- 1 tazza di latte scremato

## Indicazioni

a)  Mettere tutti gli ingredienti nel frullatore.

b)  Frullare fino a raggiungere la consistenza del frullato! 1/2 tazza di mirtilli congelati possono essere aggiunti per renderlo più denso.

## 91. Frullato da colazione veloce

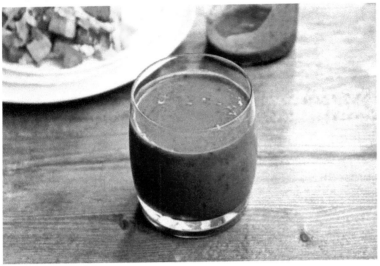

- 16 once Yogurt magro ai mirtilli o alla fragola

**Ingredienti:**

- 1 1/4 C di latte scremato

- 3/4 C Mirtilli o Fragole Freschi o Surgelati

- 3 cucchiai di latte in polvere

- 2 cucchiaini di miele

**Indicazioni**

a) In un frullatore, frullare fino a che liscio. Buona salute: colesterolo più basso, immunità più forte, fa 4.

b) Si può congelare, lasciare in frigo. per scongelare durante la notte, mescolare bene prima di bere.

## 92.     Frullato di frutti di bosco Hi Fiber

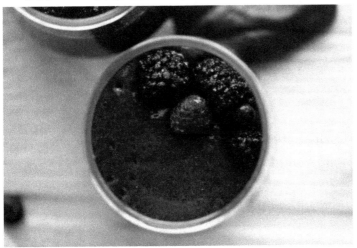

## Ingredienti:

- 1 tazza di more

- 1 tazza di fragole con il gambo e tagliate a metà

- 1 tazza di mirtilli

- 1 tazza di latte di soia alla vaniglia magro 1/8 di cucchiaino di cannella in polvere

- 3 cubetti di ghiaccio

## Indicazioni

a) Unire tutti gli ingredienti nel frullatore e frullare fino a che liscio. Se le bacche non sono completamente mature, aggiungi un po' di miele o di zucchero come sostituto della dolcezza.

b) serve 2

## 93. Frullato di fragole al kiwi

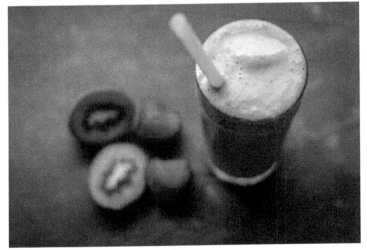

## Ingredienti:

- 3 kiwi sbucciati

- 1 tazza di fette di banana congelate

- 3/4 tazza di succo di ananas

- 1/2 tazza di fragole congelate

## Indicazioni

a) Mettere tutti gli ingredienti nel frullatore.

b) Frullare fino a raggiungere la consistenza del frullato!

## 94.     Frullato di yogurt alla fragola e limone

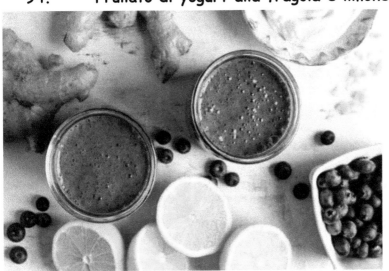

## Ingredienti:

- 1 tazza di yogurt alla vaniglia senza grassi

- 1/2 tazza di succo d'arancia

- 1 1/2 tazza di fragole

- 1/2 tazza di ghiaccio tritato

- 1 cucchiaio di succo di limone

- 1/2 cucchiaino di scorza di limone

## Indicazioni

a) Unire tutto nel frullatore fino a che liscio.

b) Per 1 persona (grande)

## 95.     Frullato alle bacche di nettarina

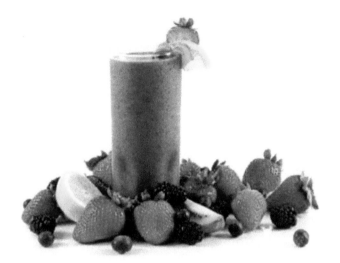

## Ingredienti:

- 1 nettarina, snocciolata

- 3/4 di tazza di fragole, sgusciate

- 3/4 tazza di mirtilli, sciacquati e scolati

- 1/3 tazza di latte in polvere senza grassi

- 1 tazza di ghiaccio tritato

## Indicazioni

a) In un frullatore unire la nettarina, le fragole, i mirtilli, il latte in polvere e il ghiaccio tritato. Frullare fino a che liscio. versare nei bicchieri e servire.

b) serve 2

## 96. Smoothie alla fragola e banana senza grassi

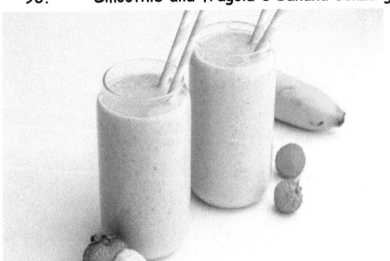

**Ingredienti:**

- 1 tazza di fragole fresche

- 1 banana

- 1 tazza di yogurt magro

- 1 bustina di zucchero o sostituto dello zucchero

- 2 tazze di ghiaccio

**Indicazioni**

a) Frullare fino a ottenere una crema

## 97.  Frullato di bacche di papaia

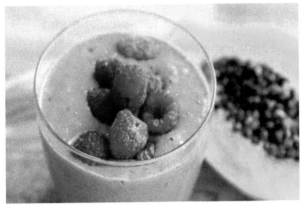

## Ingredienti:

- 1 banana surgelata (congelandola rende la bevanda super fredda senza diluirla con ghiaccio)

- 1/2 papaia fresca

- 10-12 lamponi (freschi o surgelati)

- 1/2 bicchiere di acqua o succo di frutta

- 1 cucchiaio di germe di grano tostato (facoltativo)

## Indicazioni

a) Passare nel frullatore 30-45 secondi.

b) produce circa sedici once deliziose, sazianti, vegane e nutrienti

## 98. Banana lampone papaia

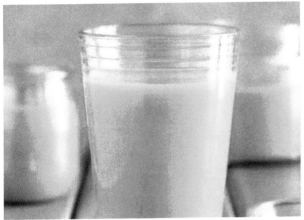

## Ingredienti:

- 1 banana congelata, sbucciata

- 1/2 papaia fresca

- 10-12 lamponi (freschi o surgelati)

- 1/2 tazza di acqua o succo di frutta

## Indicazioni

a)  Mettere tutti gli ingredienti nel frullatore.

b)  Frullare fino a raggiungere la consistenza del frullato!

## 99.  Frullato di frutti di bosco

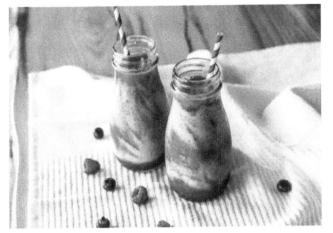

## Ingredienti:

- 1 tazza di yogurt alla pesca senza grassi

- 3/4 di tazza di nettare di pesca

- 1/2 tazza di lamponi

- 1 1/2 tazza di pesche medie mature, tagliate a dadini

## Indicazioni

a) Unire lo yogurt e il nettare in un frullatore. Aggiungere i lamponi e le pesche. Frullare fino a che liscio.

b) Serve 2

# 100. Frullato di bacche di ananas

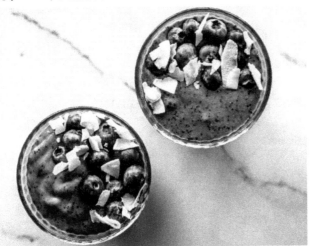

**Ingredienti:**

- 1 tazza di succo d'arancia

- 1/4 tazza di succo di ananas

- 2 anelli di ananas (fette di ananas Dole)

- 6 fragole fresche

- 12-15 lamponi congelati

- 8-10 mirtilli rossi congelati

- 12-15 mirtilli congelati

- 3 once yogurt magro, qualsiasi gusto

- Ghiaccio (quanto preferite per consistenza)


**Indicazioni**

a) Mettere tutti gli ingredienti nel frullatore.

b) Frullate bene fino a raggiungere la consistenza del frullato!

# CONCLUSIONE

I frullati sono ricchi di sostanze nutritive, vitamine, minerali, proteine e fibre solubili. E quando si tratta delle possibilità di creare un frullato incredibilmente delizioso, semplicemente non c'è limite alla tua creatività.

Un buon frullato sano è uno dei modi più sani per iniziare la giornata.